Trousseau.

DEUX NOUVEAUX CAS

DE

PARACENTÈSE DU THORAX

PRATIQUÉE DANS LA PÉRIODE EXTRÊME

DE LA PLEURÉSIE AIGUË;

Par M. A. TROUSSEAU,

PROFESSEUR DE THÉRAPEUTIQUE A L'ÉCOLE DE MÉDECINE DE PARIS.

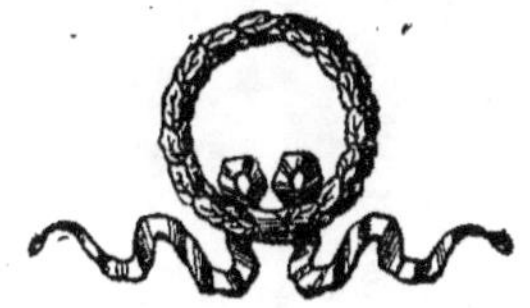

PARIS,

IMPRIMERIE ADMINISTRATIVE DE PAUL DUPONT,

Rue de Grenelle-Saint-Honoré, n° 55.

1844.

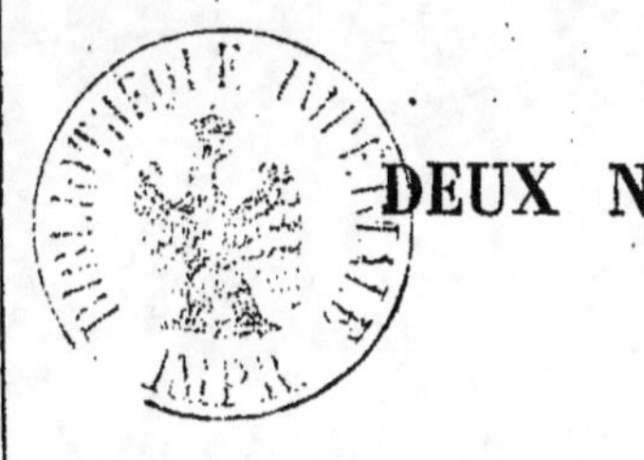

DEUX NOUVEAUX CAS

DE

PARACENTÈSE DU THORAX

PRATIQUÉE DANS LA PÉRIODE EXTRÉME

DE LA PLEURÉSIE AIGUË.

PARIS, IMPRIMERIE DE PAUL DUPONT ET Cie,
Rue de Grenelle-Saint-Honoré, 55.

DEUX NOUVEAUX CAS

DE

PARACENTÈSE DU THORAX

PRATIQUÉE DANS LA PÉRIODE EXTRÊME

DE LA PLEURÉSIE AIGUË;

Par M. A. TROUSSEAU,

PROFESSEUR DE THÉRAPEUTIQUE A L'ÉCOLE DE MÉDECINE DE PARIS.

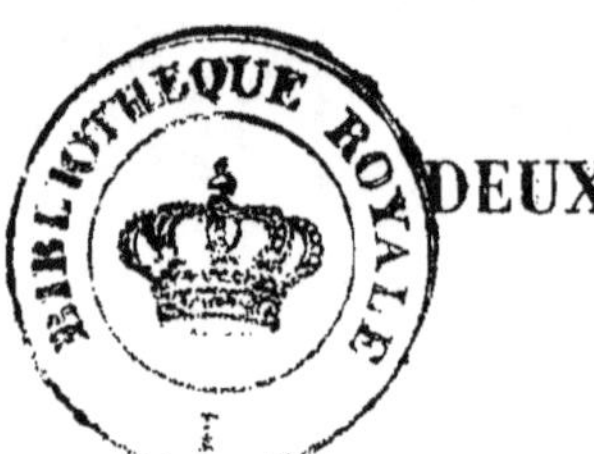

Au mois de septembre 1843, j'ai pratiqué avec succès la paracentèse du thorax chez une jeune demoiselle qui allait succomber à une pleurésie aiguë. Je publiai, deux mois plus tard, dans le journal de médecine, l'histoire de notre jeune malade. Depuis cette époque, la santé de mademoiselle M... s'est parfaitement consolidée, et ne laisserait rien à désirer si le flux menstruel était rétabli.

Tout récemment j'ai pratiqué la même opération, dans des circonstances analogues et avec le même succès, chez une jeune femme de 23 ans. Mais je n'ai pas été aussi heureux chez une nouvelle accouchée qui avait en même temps un abcès du ligament large et un empyème aigu.

Par cela même que j'ai hautement conseillé la ponction thoracique dans la période extrême de la pleurésie, et que je me fais un devoir de la pratiquer lorsqu'il ne me reste aucune autre ressource, j'attache beaucoup d'importance à ne pas laisser ignorer un insuccès à mes confrères. J'ai suivi religieusement cette marche pour la trachéotomie, dans le cas de croup. En ne publiant que les 29 cas de réussite que je possède aujourd'hui, en y ajoutant une quarantaine de guérisons obtenues par MM. Bretonneau, Guersant fils, Gerdy, Jobert, Robert, Mutter de Philadelphie, Auguste Bérard, Boniface, Monneret, Desprez, Pestel, etc., etc., etc.; j'aurais pu donner de la trachéotomie une idée que je suis loin d'avoir moi-même; mais, à côté de ces 70 guérisons, comme nous avons plus de 300 morts, et que, pour mon compte, j'en ai 99 aujourd'hui, les praticiens sont désormais en position de juger la question : ils savent que, lorsqu'ils ouvrent la trachée d'un enfant, dans la période extrême du croup, ils ont à peu près une chance de succès sur cinq.

Pour la paracentèse du thorax dans la pleurésie aiguë, je raconterai avec la même franchise ce qui me sera arrivé d'heureux, et les insuccès qui seront venus m'affliger.

Iʳᵉ OBSERVATION.

Pleurésie aiguë laissée sans traitement. — Asphyxie imminente. — Paracentèse. — Guérison après 15 jours.

Le samedi 22 juin 1844, mon ami, M. le docteur Patin, vint me chercher le matin avant six heures, pour me conduire auprès d'une de ses clientes, madame Sclaguestadt, demeurant à la Chapelle-Saint-Denis, rue Marcadée, nº 3. Il avait été mandé pendant la nuit auprès de cette malade qui, au quatorzième jour d'une pleurésie aiguë, était arrivée à un degré de suffocation telle que la vie semblait immédiatement menacée.

M. Patin me demandait si la paracentèse n'ouvrirait pas une chance à cette malade.

Nous partîmes donc munis de deux trocarts et d'un morceau de baudruche.

L'histoire de notre dame est assez simple : le dimanche 9 juin, elle avait éprouvé un peu de douleur dans le côté gauche de la poitrine et du malaise. Elle consulta légèrement un médecin qui, attribuant à un état de chlorose l'essoufflement, la pâleur, le point de côté, prescrivit une nourriture généreuse, du bon vin, de l'exercice à pied. La pauvre patiente n'exécuta que trop ponctuellement cette fatale prescription ; elle lutta avec énergie contre la fièvre qui l'accablait, enfin, vaincue par le mal, elle se mit au lit le huitième jour de la pleurésie et manda M. le docteur Patin. Celui-ci n'eût pas de peine à reconnaître la maladie. Le côté gauche de la poitrine était complétement mat du haut en bas, et les espaces intercostaux étaient dilatés, le cœur était déjeté à droite.

Une médication énergique n'amena qu'un soulagement momentané. Le vendredi 21, les règles parurent, et il y eut un peu d'amendement ; elles se supprimèrent le soir, et, dans la nuit, l'oppression fit de rapides progrès et la mort sembla si imminente que l'on courut éveiller M. Patin.

Quand nous arrivâmes à la Chapelle-Saint-Denis, nous trouvâmes madame Sclaguestadt dans l'état suivant :

Face pâle, anxieuse, yeux largement ouverts, narines agitées de mouvements violents ; respiration extrêmement difficile, la malade est assise dans son lit, soutenue par des oreillers ; dilatation énorme et matité complète du côté gauche de la poitrine. Le cœur bat sous les cartilages du côté droit du sternum. Pouls misérable, très-fréquent. Peu de toux.

Dans tout le côté gauche on entend du souffle et de la bronchophonie, sans mélange de râles.

La pleurésie était grossièrement évidente : l'épanchement était énorme : la mort était menaçante, notre parti fut bientôt pris et la paracentèse fut résolue.

Nous fîmes entre la septième et la huitième côte, une petite ponction à la peau, en dehors de la mamelle, un peu en arrière d'une ligne qui eût été menée du bord antérieur de l'aisselle à l'épine de l'os des îles. La peau fut relevée jusqu'à ce que la ponction correspondît à l'espace intercostal immédiatement supérieur, et alors, introduisant dans notre petite ouverture, un gros trocart à paracentèse abdominale, nous l'enfonçâmes le long du bord supérieur de la côte inférieure à trois centimètres de profondeur. Le dard retiré, le liquide jaillit avec impétuosité.

Pour empêcher l'air de pénétrer dans la poitrine, s'il survenait de la toux et de grandes inspirations, nous avions enroulé autour du pavillon de la canule un morceau de baudruche qui, soulevée facilement par le jet du liquide qui sortait, venait s'appliquer exactement contre l'ouverture de la canule, pendant les grandes aspirations, de manière à l'obturer entièrement.

Un aide embrassait l'abdomen avec les deux mains et refoulait vigoureusement le diaphragme ; moi-même, un peu plus tard, je comprimai avec énergie le côté gauche de la poitrine.

Nous retirâmes ainsi, sans aucune difficulté, et dans l'espace de quelques minutes, deux litres (quatre livres) de liquide clair qui furent mesurés exactement : la quantité fut même un peu plus considérable, car il s'en écoula dans le lit.

La soupape de baudruche fit merveilleusement son office ; il ne s'introduisit pas une bulle d'air dans la plèvre.

Quand nous jugeâmes que la quantité d'eau évacuée était suffisante, nous retirâmes vivement la canule tout en pressant la peau dessus ; la petite plaie reprit aussitôt sa place, et les deux lèvres naturellement affrontées furent maintenues avec un morceau de taffetas d'Angleterre.

Il est facile de comprendre le soulagement extraordinaire que dut apporter l'évacuation de plus de seize palettes de sérosité.

La pauvre malade était revenue à la vie : le cœur avait repris sa place, et le pouls était plein, régulier quoique assez fréquent encore ; l'oppression avait cessé. La malade couchée presque à plat, respirait avec calme, et éprouvait un peu de besoin de dormir.

Nous voulûmes pourtant ausculter et percuter de nouveau. La matité existait encore dans toute l'étendue de la cavité gauche du thorax, qui semblait moins volumineuse que celle du côté opposé. La bronchophonie et le souffle étaient restés les mêmes.

Le traitement se borna à une infusion de digitale, 50 centigrammes de feuilles pour quatre tasses d'eau. Un peu de lait coupé pour aliment. Boire aussi peu que possible.

La journée se passa dans un calme parfait ; la nuit il y eut sept heures de sommeil.

Les jours suivants on donna quelques purgatifs et l'on continua la digitale.

Le mardi 25, je revis la malade ; la région claviculaire et toute la fosse sus-épineuse donnaient un son clair, et, dans ces points, on entendait le murmure vésiculaire. Beaucoup d'égophonie au niveau de la crête de l'omoplate ; bronchophonie et souffle jusqu'en bas. Peu de fièvre, un peu de toux sèche, pas d'oppression ; appétit.

Continuer la digitale ; — peu boire ; — quelques aliments légers.

Le mardi 2 juillet, je revois la malade. Le bruit respiratoire s'entendait en arrière jusqu'au milieu de la fosse sous-épineuse, au-dessus le son était clair. Egophonie éclatante vers l'angle de l'omoplate, souffle et bronchophonie en bas. Pas de râles, toux sèche ; un peu de fièvre encore, appétit très-vif.

Cesser la digitale et les purgatifs ; boire et manger très-peu. Appliquer un petit vésicatoire volant sur le côté malade.

Le lendemain la malade se leva ; le jeudi ses forces revenaient, le vendredi elle fut levée presque toute la journée. Le samedi, quinzième jour après la ponction, elle reprit quelques-uns de ses travaux habituels, et elle se promena dans la rue près d'une demi-heure. Le dimanche, seizième jour après l'opération, elle s'habilla de bonne heure et alla à pied chez une de ses parentes qui demeure à Clignancourt, à une distance de plus de deux kilomètres ; elle y resta toute la journée, et le soir elle revint à pied sans trop de fatigue.

Je la revis trois jours après : elle avait l'extérieur de la santé ; pas de toux, pas la moindre oppression, appétit excellent. La partie postérieure du côté qui avait été le siége de l'épanchement donnait encore un son mat en bas ; mais le bruit respiratoire s'entendait.

Aujourd'hui tout va bien.

Ce fait est plus curieux encore que celui qui est relatif à mademoiselle M..... Celle-ci, en effet, avait exactement les mêmes accidents que madame Sclaguestadt ; mais c'était la première fois que l'on pratiquait la paracentèse dans la période extrême de la pleurésie aiguë, et j'agis timidement en n'ôtant que 750 grammes de sérosité ; la grande quantité que je laissai dans la poitrine dut rendre et rendit en effet la convalescence beaucoup plus longue. Aujourd'hui donc je n'hésite plus à retirer de la cavité thoracique tout le liquide que j'en peux enlever, d'abord parce que c'est autant de moins à résorber, et ensuite parce que les chances de déplissement du poumon sont d'autant plus grandes.

Ceux de mes confrères, qui ont lu avec quelque attention l'observation relative à madame Sclaguestadt, ont pu remarquer la manœuvre que j'ai suivie pour l'évacuation du liquide.

Quand j'eus enfoncé le trocart et que la sérosité commença à jaillir, il y eut un écoulement impétueux tant que persista la dilatation de la poitrine ; mais quand les côtes furent revenues à leur position normale, le jet devint presque baveux ; alors je fis appliquer les mains d'un aide sur tout le ventre et refouler dans la poitrine les viscères abdominaux ; bientôt je comprimai moi-même le côté gauche du thorax que j'affaissai jusqu'au moment où, malgré tous ces efforts, le jet de la sérosité cessa presque de couler.

A ce moment, et j'insiste beaucoup sur ce point, le côté gauche de la poitrine était devenu notablement moindre que le droit ; mais son ampleur apparente, représentée par la convexité des côtes, était singulièrement diminuée par le refoulement du diaphragme.

Or, à l'instant où, la canule étant enlevée, je fis cesser toute compression, il se passa un phénomène tout physique dont l'effet dut être immense :

1° Les côtes aplaties se redressèrent, et par là s'augmenta la capacité de la poitrine ;

2° Le diaphragme s'abaissa et il agit dans le même sens que le redressement des côtes.

Il y eut donc tendance au vide dans la cavité gauche de la poitrine. Or, la pression de l'air extérieur venant s'exercer sur les bronches du poumon gauche déplissa forcément l'organe et triompha bien aisément de la résistance des fausses membranes molles et de récente formation, qui fixaient le poumon à la plèvre costale et à la colonne vertébrale.

Si l'histoire de mademoiselle M..., que je rapportais l'année dernière dans ce journal, avait pu laisser mes confrères incertains sur la facilité, l'innocuité et l'utilité de la paracentèse du thorax dans la période extrême de la pleurésie aiguë, je ne suppose pas qu'aujourd'hui ils puissent hésiter un instant si un cas de ce genre se présentait dans leur pratique.

IIe Observation.

Fièvre puerpérale.—Péritonite, abcès du ligament large.—Pleurésie avec épanchement purulent.—Trois ponctions. —Pneumo-thorax.—Mort.

Le 25 mai 1844, on amenait à l'hôpital Necker une jeune femme de 25 ans, qui était accouchée chez elle, huit jours auparavant (le 17) : l'accouchement avait été laborieux, peut-être même fit-on la version de l'enfant. Celui-ci mourut presque immédiatement après la naissance.

Pendant vingt-quatre heures les lochies rouges ont coulé assez abondamment, puis elles se sont arrêtées lorsque s'est allumée une fièvre véhémente accompagnée de toux, d'oppression et de point de côté. En même temps s'est déclarée une diarrhée incessante et telle que la malade ne pouvait retenir le flux intestinal.

Depuis trois jours le ventre est devenu très-douloureux et s'est ballonné.

Nous voyons la malade au neuvième jour de la maladie, le 26 mai.

L'oppression était extrême, la fièvre très-ardente, le côté droit de la poitrine était mat du haut en bas, excepté dans la région claviculaire ; pas de râles, un peu d'égophonie, pas d'expectoration. Ventre tendu, excessivement douloureux, ballonné. Selles séreuses, continuelles, involontaires.

Nous pensâmes que c'était une fièvre puerpérale, avec phlegmasie prédominante de la plèvre, péritonite et entérite aiguës. La mort nous parut inévitable : toutefois nous prescrivîmes une saignée de trois palettes, deux grammes d'ipécacuanha en poudre, des frictions sur le ventre avec cent grammes d'onguent napolitain ; un vésicatoire sur le côté droit de la poitrine, un lavement amylacé.

Le sang était couenneux, le soir on fit une nouvelle saignée.

Dixième jour. La fièvre, la diarrhée, les douleurs abdominales, le ballonnement ont notablement diminué. Un peu moins d'oppression.

Continuer les frictions, donner le calomel à la dose de cinq centigrammes seulement, divisés en vingt paquets, et distribués dans le courant de la journée.

Onzième jour. L'amélioration est considérable ; l'état général est bon ; la peau modérément chaude, pouls régulier, peu fréquent, ventre indolent, souple. La matité du côté droit de la poitrine s'étend jusqu'à la clavicule : les gencives commencent à se gonfler.

Continuer le calomel, cesser les frictions.

Douzième jour. La diarrhée a presque cessé, le ventre est bien ; mais l'oppression a singulièrement augmenté. Gencives gonflées et douloureuses, cesser le calomel.

Treizième jour. Face violacée, oppression extrême ; l'asphyxie semble imminente ; pouls petit, fréquent, dépressible. Le médiastin est fortement repoussé à gauche et la matité s'étend de ce côté jusqu'à l'articulation des cartilages costaux avec le sternum.

Il était évident pour nous tous que la malade allait succomber dans la journée, et bien que l'état puerpéral et la multiplicité des lésions ne nous donnassent que bien peu d'espoir de réussir, néanmoins nous ne pouvions ne pas satisfaire à une indication si pressante, et la paracentèse du thorax fut résolue ; elle fut pratiquée de la manière suivante :

Un peu en arrière de la mamelle droite, vers le septième espace intercostal, nous fîmes, avec la lancette, une petite incision, puis relevant la peau jusqu'à ce que la plaie correspondît à l'espace intercostal supérieur, nous enfonçâmes un trocart de grosse dimension. Nous retirâmes facilement 1,500 grammes, c'est-à-dire un litre et demi de sérosité trouble qui, par le repos, laissa déposer du pus.

Il s'ensuivit un soulagement immédiat ; la face reprit une bonne coloration, la respiration devint assez facile, le pouls prit de l'ampleur et perdit de sa fréquence.

Au bout de deux jours l'oppression se montra le soir, il y eut du délire pendant la nuit, le côté droit de la poitrine se dilata de nouveau ; enfin, le 4 juin, cinq jours après la première ponction, il fallut recourir de nouveau à la paracentèse. Cette fois nous retirâmes aisément 2,000 grammes (près de deux litres) d'un liquide opaque, verdâtre, qui, par le repos, laissa déposer une énorme quantité de pus.

Nous n'avions pas mis de baudruche à l'extrémité de la canule, pour faire l'office d'une soupape, aussi s'introduisit-il dans la plèvre quelques bulles d'air.

Cette opération fut encore suivie d'un soulagement considérable qui ne fut pas de longue durée ; car, quatre jours plus tard, la suppuration s'était renouvelée et il fallut, par une troisième ponction, retirer à peu près encore deux litres d'un liquide entièrement puriforme, fétide et noircissant l'argent.

Cette fois-ci, il ne s'introduisit pas d'air dans la plèvre, nous avions pris la précaution d'envelopper l'extrémité de la canule d'un morceau de baudruche qui fit office de soupape.

L'oppression se calma un peu ; mais le délire continua, il se fit un *pneumo-thorax,* et la malade mourut quatre jours après la dernière ponction.

Autopsie.—Il ne reste d'autres traces de là péritonite qu'un peu de sérosité rougeâtre et trouble dans la cavité du bassin. Utérus sain.—Dans le ligament large du côté droit, un abcès contenant à peu près 20 grammes de pus phlegmoneux.

Une ponction faite à la plèvre droite, laisse échapper une grande quantité de gaz fétide.

Nous trouvons dans la cavité pleurale environ 1,500 grammes de pus fétide mêlé de détritus de fausses membranes. Le poumon est refoulé vers la colonne vertébrale, et entièrement recouvert de concrétions fibrineuses molles.

Pas de perforation pulmonaire. Le tissu des deux poumons est sain.

Réflexions. — Il n'est personne, du moins je le pense, qui puisse conserver quelques doutes sur l'imminence du danger où se trouvait notre jeune malade. Evidemment la vie ne se fût pas prolongée au delà de vingt-quatre heures. La paracentèse était donc nécessaire, sinon pour sauver, du moins pour prolonger la vie. Or, quel médecin pourrait hésiter quand une chance de salut peut s'acheter au prix d'une opération qui n'est pas plus difficile, pas plus douloureuse qu'une saignée ?

Autant je conçois l'hésitation du chirurgien qui, pour se conserver une chance bien faible, doit faire d'horribles mutilations ; autant j'ai peine à comprendre qu'on recule devant une opération qui ne demande que les connaissances anatomiques les plus vulgaires, et la main la moins exercée.

Un fait a dû frapper toutes les personnes qui ont lu avec quelque attention l'histoire de notre malade, c'est le soulagement immédiat qui a suivi la paracentèse. On comprend, en effet, combien le cœur et le poumon gauche ont dû se trouver à l'aise quand on avait enlevé de la cavité thoracique un kilogramme et demi de sérosité, c'est-à-dire la contenance de deux bouteilles ordinaires.

Mais l'extrême rapidité avec laquelle l'épanchement s'est renouvelé fait assez voir combien était nécessaire la ponction, puisque cinq jours après la première, nous enlevions encore près de quatre livres de sérosité, et un peu davantage quelques jours plus tard. En tout plus de cinq kilogrammes, c'est-à-dire près de onze livres.

Quel a été maintenant l'influence de la ponction,

1° Sur le retour de l'épanchement ;

2° Sur l'altération du liquide ;

3° Sur le pneumo-thorax ?

Questions que nous traiterons avec autant de désintéressement que si nous n'étions pas en cause nous-mêmes.

En cherchant quelle a pu être l'influence de la paracentèse sur le retour de l'épanchement, je ne puis m'empêcher de croire que cette opération a favorisé le retour du liquide. En effet, tant que la compression a été énergique, l'exhalation a dû trouver un obstacle dans l'élasticité des tissus refoulés, et surtout dans celle des côtes ; cette résistance venant à cesser, le flux séro-purulent a dû devenir plus facile.

Mais nous n'avions pas le choix, la malade mourait, et, dût l'épanchement se reproduire plus tard, il ne nous était pas loisible de différer l'opération.

Je suis donc tout disposé à admettre que, dans le cas qui nous occupe, et en thèse générale, la paracentèse pratiquée dans la période extrême de la pleurésie aiguë, tout en empêchant de mourir, favorise jusqu'à un certain point le retour de l'épanchement ; mais il faut considérer, 1° que l'opération est indispensable ; 2° que la phlegmasie aiguë, qui donnait lieu à l'épanchement, a une durée limitée, et qu'elle peut cesser deux ou trois jours après la ponction, et alors, si l'épanchement est encore incompatible avec la vie, on lui donnera issue une seconde fois, et désormais il ne se renouvellera pas puisque l'inflammation sera éteinte ; et si au contraire l'épanchement ne se renouvelle qu'en quantité peu considérable, comme chez nos deux malades qui ont guéri, les forces de la nature suffiront à la résorption du liquide.

Au lieu de chercher dans la paracentèse la cause de la mort, il est beaucoup plus simple de la rechercher dans la nature même de la maladie.

L'extrême gravité de la fièvre puerpérale rend seule compte de la funeste issue de la maladie. L'autopsie démontre l'existence d'une péritonite et d'un abcès du ligament large ; par conséquent une diathèse de suppuration comme il est si fréquent d'en voir chez les nouvelles accouchées. Une pleurésie se développe le même jour que les accidents abdominaux ; elle devait avoir la même forme, la forme suppurative. Dès la première ponction nous retirâmes un liquide trouble qui, par le repos, laissa déposer du pus ; nous avions donc déjà une pleurésie suppurée avant la paracentèse, et l'opération n'a fait que retarder la mort ; mais elle n'a pu empêcher la sécrétion purulente de se reproduire.

Quelle a été maintenant l'influence de la paracentèse sur le pneumo-thorax ? Je ne puis m'empêcher de croire que, lors de la deuxième ponction, l'omission de la précaution suivie dans la troisième, suivie également chez madame Sclaguestadt, n'ait mis en contact avec le liquide purulent l'air qui l'a rendu infect, et qui par conséquent est devenu la cause de la décomposition du pus et partant du pneumo-thorax.

Si grave que fût la maladie, et quoique l'épanchement fût purulent, je n'aurais pas désespéré du salut de la malade, si le pus ne s'était pas décomposé, et, à coup sûr, en n'empêchant pas l'introduction de l'air dans la plèvre, j'ai été la cause de cette altération du pus ; la seconde ponction pratiquée quand la mort était encore imminente a sauvé la vie de la malade ; mais le mauvais procédé opératoire, a, suivant moi, compromis le succès de la médication.

Je sais que quelques chirurgiens recommandables n'hésitent pas à ouvrir largement un espace intercostal pour donner issue aux empyèmes de pus ; mais, outre que cette méthode me paraît en général fort condamnable, attendu que rien n'oblige à en agir ainsi et que l'opinion presque universelle attribue de grands inconvénients à l'introduction de l'air dans les cavités closes, je ne puis m'empêcher de trouver une différence immense entre une vieille phlegmasie dans laquelle les parois de l'abcès ont pris quelques-uns des caractères des membranes muqueuses, et une inflammation toute récente qui n'a pas encore modifié les tissus séreux au point de leur faire impunément supporter le contact de l'air et des liquides putréfiés.

Je réprouverais donc de tout mon pouvoir la méthode qui consisterait à ouvrir sans précaution la poitrine des personnes atteintes de pleurésie aiguë, et je suis convaincu que j'ai dû le salut de mes deux malades aux soins que j'ai pris pour éviter l'introduction de l'air.

Suis-je en droit de prétendre que mon troisième malade aurait guéri, si l'air ne s'était pas introduit dans la poitrine au moment de la ponction ?. Non certes ; mais enfin je me serais créé quelques chances de plus..

IIIe Observation.

Epanchement pleurétique occupant tout le côté gauche, refoulement du cœur. — Traitement antiphlogistique. — Guérison sans paracentèse.

L'histoire que l'on va lire et que je rapporterai en peu de mots prouvera à mes confrères que je ne me décide qu'à la dernière extrémité à faire la ponction de la poitrine dans le cas de pleurésie aiguë, et que, si j'ai proposé une médication trop peu usitée pour le cas où la mort est inévitable, je n'en ai pas moins recours auparavant aux médications les plus propres à rendre la paracentèse inutile.

Le 24 avril 1844, on amena dans mon service de l'hôpital Necker, au n° 21 de la salle Sainte-Anne, une jeune fille de 21 ans, nommée Lavalée (Joséphine). Elle était malade depuis trois semaines ; elle ne toussait pas, et ne se plaignait que de vives douleurs de ventre, le pouls était fort et fréquent, la peau chaude. En examinant la poitrine, nous trouvâmes une matité complète à gauche, avec souffle tubaire très-intense. Les espaces intercostaux sont fortement distendus par l'épanchement, le cœur est refoulé à droite un peu au delà de la ligne médiane. (Saignée, diurétiques.) — Le lendemain l'oppression avait beaucoup augmenté. (Saignée, vésicatoire sur le côté.)

Je me tenais prêt à faire la paracentèse si l'oppression devenait telle que la vie fût en péril imminent ; et j'avais donné l'ordre à l'interne de mon service de procéder à l'opération sans m'attendre, si l'indication devenait pressante. Heureusement les choses n'en vinrent pas à cette extrémité ; le lendemain matin, les accidents ne s'étaient pas aggravés ; une nouvelle saignée fut pratiquée, et, à partir de ce jour, l'oppression diminua, l'épanchement se résorba peu à peu, et la malade sortit de l'hôpital parfaitement guérie, un mois après y être entrée.

Cette observation peut faire le pendant de notre jeune femme guérie par la paracentèse. Je veux maintenant en donner une autre qui se placera tout naturellement à côté de celle qui est relative à la malade, atteinte de pleurésie puerpérale, qui est morte malgré la ponction.

IVe Observation.

Pleurésie puerpérale. —Saignées coup sur coup.—Vésicatoires.—Mort.

Véronique Laffecteur, accoucha le 13 juin 1844 à l'hospice des Cliniques. Cinq jours après l'enfantement elle fut prise d'accidents puerpéraux peu graves, et elle sortit le 20, c'est-à-dire sept jours après sa délivrance.

Arrivée chez elle, elle se trouva si malade qu'elle vint à l'hôpital Necker le surlendemain. Son enfant avait un érysipèle dont il mourut. Elle-même avait un épanchement dans toute la cavité gauche du thorax. La fièvre était très-intense, l'oppression considérable. Nous fîmes cinq saignées du bras de trois à quatre palettes chacune, dans l'espace de quarante-huit heures ; en même temps nous donnions du calomel. Les accidents ne s'amendèrent pas. L'oppression devint tous les jours plus grande ; mais comme il y avait du délire, que le pouls était d'une extrême fréquence, que la peau restait excessivement chaude, que l'épanchement pleurétique ne nous semblait pas compromettre la vie par son abondance, mais que l'infection puerpérale dominait toute cette scène, nous ne crûmes pas devoir faire la ponction de la poitrine, et la malade mourut seize jours après son entrée. Les vésicatoires volants, les antimoniaux n'avaient rendu aucun service.

A l'autopsie nous trouvâmes le poumon gauche aplati contre la colonne vertébrale ; mais l'épanchement n'était pas assez considérable pour distendre les espaces intercostaux et pour refouler le cœur et le médiastin ; il n'avait donc pas fait périr cette malade par son excès, et dès lors la ponction n'était pas indiquée comme chez les deux femmes qui font le sujet des deux premières observations.

Je me résume :

Il résulte des faits que j'ai rapportés dans ce Mémoire et dans celui que j'ai publié l'année dernière,

1° Que la pleurésie aiguë peut tuer par l'excès du liquide épanché ;

2° Qu'elle peut tuer en tant que phlegmasie, indépendamment de la quantité de l'épanchement ;

3° Que, chez le même individu, il peut y avoir excès d'épanchement capable de tuer, indépendamment de l'influence réactionnelle de la phlegmasie ; et phlegmasie capable de causer la mort indépendamment de l'excès d'épanchement ;

4° Que, dans le premier cas, la paracentèse est un moyen puissant, exempt de danger ;

5° Que, dans le deuxième cas, la paracentèse est au moins nuisible ;

6° Que, dans le troisième cas, elle est utile en ce sens qu'elle prolonge certainement la vie et que, par conséquent, elle ouvre quelques chances au malade.

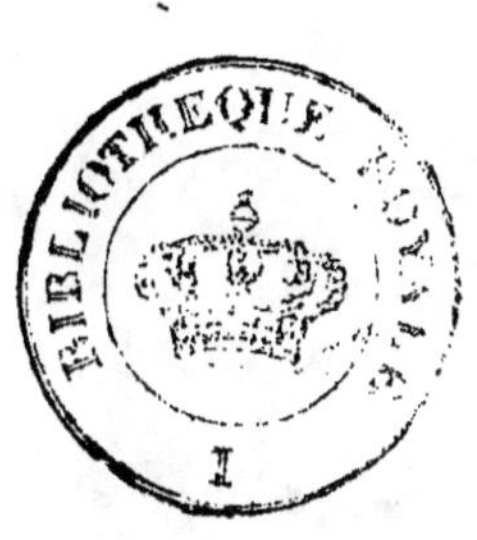
BIBLIOTHEQUE ROYALE
I